Implante Coclear

Técnica Cirúrgica em Realidade Aumentada

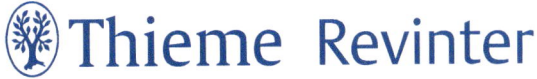

Implante Coclear

Técnica Cirúrgica em Realidade Aumentada

Rogério Hamerschmidt
Delegado da Sociedade Brasileira de Otologia (SBO), PR
Membro do Comitê de Implante Coclear da Associação Brasileira de Otorrinolaringologista e Cirurgia Cérvico-Facial (ABORL-CCF)
Chefe do Serviço de Otorrinolaringologia do Hospital de Clínicas da Universidade Federal do Paraná (HC-UFPR)

Giovana Spilere Peruchi
Residência Médica em Otorrinolaringologia no Hospital de Clínicas da Universidade Federal do Paraná (HC-UFPR)
Fellowship em Otologia no Hospital IPO, PR

Thieme
Rio de Janeiro • Stuttgart • New York • Delhi

Dados Internacionais de Catalogação na Publicação (CIP)

H214i

    Hamerschmidt, Rogério
    Implante Coclear: Técnica Cirúrgica em Realidade Aumentada/Rogério Hamerschmidt & Giovana Spilere Peruchi – 1. Ed. – Rio de Janeiro – RJ: Thieme Revinter Publicações, 2021.

    50 p.: il; 16 x 23 cm.
    Inclui Índice Remissivo e Bibliografia.
    ISBN   978-65-5572-043-3
    eISBN 978-65-5572-044-0

    1. Implante Coclear. 2. Otorrinolaringologia. I. Peruchi, Giovana Spilere. II. Título.

CDD: 617.89
CDU: 616.28-089.843

Contato com o autor:
ROGÉRIO HAMERSCHMIDT
rogeriohamer@hotmail.com

GIOVANA SPILERE PERUCHI
giovana_peruchi@hotmail.com

Projeto de Realidade Aumentada: Mauro Castro – Motion Designer em parceria com o NEP – Núcleo de Ensino e Pesquisa do Hospital IPO
Animação em 3D – Mauro Castro
Ilustrações: Med Pixel (artista: Patrick Braga)
Tecnologia: Soterotech

© 2021 Thieme. Todos os direitos reservados.

Thieme Revinter Publicações
Rua do Matoso, 170
Rio de Janeiro, RJ
CEP 20270-135, Brazil
http://www.ThiemeRevinter.com.br

Thieme USA
http://www.thieme.com

Capa: © Thieme
Imagem da Capa: Med Pixel (artista: Patrick Braga)

Impresso no Brasil por Forma Certa Gráfica Digital Ltda.
5 4 3 2 1
ISBN 978-65-5572-043-3

Também disponível como eBook:
eISBN 978-65-5572-044-0

Nota: O conhecimento médico está em constante evolução. À medida que a pesquisa e a experiência clínica ampliam o nosso saber, pode ser necessário alterar os métodos de tratamento e medicação. Os autores e editores deste material consultaram fontes tidas como confiáveis, a fim de fornecer informações completas e de acordo com os padrões aceitos no momento da publicação. No entanto, em vista da possibilidade de erro humano por parte dos autores, dos editores ou da casa editorial que traz à luz este trabalho, ou ainda de alterações no conhecimento médico, nem os autores, nem os editores, nem a casa editorial, nem qualquer outra parte que se tenha envolvido na elaboração deste material garantem que as informações aqui contidas sejam totalmente precisas ou completas; tampouco se responsabilizam por quaisquer erros ou omissões ou pelos resultados obtidos em consequência do uso de tais informações. É aconselhável que os leitores confirmem em outras fontes as informações aqui contidas. Sugere-se, por exemplo, que verifiquem a bula de cada medicamento que pretendam administrar, a fim de certificar-se de que as informações contidas nesta publicação são precisas e de que não houve mudanças na dose recomendada ou nas contraindicações. Esta recomendação é especialmente importante no caso de medicamentos novos ou pouco utilizados. Alguns dos nomes de produtos, patentes e design a que nos referimos neste livro são, na verdade, marcas registradas ou nomes protegidos pela legislação referente à propriedade intelectual, ainda que nem sempre o texto faça menção específica a esse fato. Portanto, a ocorrência de um nome sem a designação de sua propriedade não deve ser interpretada como uma indicação, por parte da editora, de que ele se encontra em domínio público.

Todos os direitos reservados. Nenhuma parte desta publicação poderá ser reproduzida ou transmitida por nenhum meio, impresso, eletrônico ou mecânico, incluindo fotocópia, gravação ou qualquer outro tipo de sistema de armazenamento e transmissão de informação, sem prévia autorização por escrito.

AGRADECIMENTOS

Aos nossos pais, que não mediram esforços físicos e financeiros em nossa formação moral e educacional.

Aos nossos familiares, que sempre estiveram ao nosso lado, incentivando para sempre sermos pessoas e profissionais melhores. Aos nossos filhos, que muitas vezes podem não entender os momentos de ausência pela dedicação ao trabalho e ao estudo dos pais.

Aos nossos mestres, que desde a residência de otorrinolaringologia no nosso glorioso Hospital de Clínicas da centenária Universidade Federal do Paraná, que até hoje nunca nos negaram ensino e suporte. Isso é um dom, e para poucos.

Aos hospitais que atuamos. Ao Hospital de Clínicas da Universidade Federal do Paraná, em Curitiba, que foi o berço do nosso aprendizado e nos dá inspiração até hoje, onde buscamos sempre a excelência, o comprometimento e a enorme dedicação tanto ao ensino de qualidade quanto ao assistencialismo de ponta. Ao Hospital Paranaense de Otorrinolaringologia, em Curitiba, que nos garante a força para o desenvolvimento e ascensão na nossa profissão.

A Deus acima de tudo, que nos dá saúde e força de vontade para seguirmos em frente.

PREFÁCIO

Esta obra é a realização de um desejo de colocar no papel e eternizar os anos de estudo, treinamento, dedicação e comprometimento a um serviço de otologia criado pelo Professor Doutor Rogério Hamerschmidt em Curitiba. Após se apaixonar pela Otologia, trouxe da França a motivação para liderar uma equipe de profissionais comprometidos a formar um serviço de ponta na otologia do Estado do Paraná. Especialmente, a cirurgia de implante coclear, a grande inspiração desta obra, faz esta equipe se orgulhar e seguir forte na busca de aperfeiçoamento do assistencialismo ao estado do Paraná e de pacientes de todo o Brasil que a procuram, sem nunca deixar de lado o academicismo, marca forte da equipe e dos autores.

APRESENTAÇÃO

O livro *Implante Coclear: Técnica Cirúrgica em Realidade Aumentada* faz parte de um projeto do Professor Dr. Rogério Hamerschmidt e da Médica otologista Giovana Spilere Peruchi, juntamente com uma equipe técnica gráfica que visa apresentar, aos profissionais cirurgiões, uma nova forma de aprendizado e treinamento cirúrgico.

A cirurgia de implante coclear é trazida em forma didática, passo por passo, com a visão de imagens e vídeos em realidade aumentada que acompanham a descrição cirúrgica detalhada.

Foi desenvolvido aos cirurgiões otológicos, médicos otorrinolaringologistas em geral, residentes em otorrinolaringologia e, também, estudantes de graduação que tenham interesse nesta cirurgia.

SUMÁRIO

INTRODUÇÃO 1
TÉCNICA CIRÚRGICA 3
ANESTESIA 3
SEDAÇÃO 5
ANESTESIA LOCAL 6
TRICOTOMIA 6
MONITORIZAÇÃO DO NERVO FACIAL 7
MARCAÇÃO DA PELE 8
INCISÃO RETROAURICULAR 10
MASTOIDECTOMIA 12
TIMPANOTOMIA POSTERIOR 16
BROQUEAMENTO DO NICHO DA JANELA REDONDA 18
COLOCAÇÃO DA UNIDADE INTERNA E INSERÇÃO DOS ELETRODOS 20
SUTURA 24
TESTES NEURAIS INTRAOPERATÓRIOS 26
CURATIVO 29
SEGUIMENTO PÓS-OPERATÓRIO 29

REFERÊNCIAS BIBLIOGRÁFICAS 31
ÍNDICE REMISSIVO 33

Implante Coclear

Técnica Cirúrgica em Realidade Aumentada

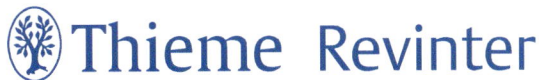

INTRODUÇÃO

O implante coclear é um complexo aparelho eletrônico que pode fornecer sensação de som a pessoas com perda auditiva profunda ou severa que não obtêm benefício adequado com o aparelho de amplificação sonora individual[1].

O implante coclear não consegue fornecer uma audição normal, mas beneficia seu usuário com informações auditivas extremamente úteis para a comunicação e a relação do indivíduo com o ambiente[2].

Constitui-se de uma parte externa e uma interna. A parte externa é composta de um microfone, um processador de fala e uma antena. Eles transformam estímulos sonoros em sinais elétricos. A unidade interna, que é inserida cirurgicamente, capta os sinais elétricos que são transmitidos a eletrodos implantados dentro da cóclea que estimulam diferentes partes do nervo auditivo[2]. A função rudimentar e os componentes são praticamente os mesmos entre os fabricantes de implante coclear. Entretanto, cada modelo tem sua particularidade no *design*, nas técnicas de processamento e programação, além de dispositivos auxiliares que emparelham nos diferentes sistemas.

Existem relatos muito antigos de implante coclear, mas, apenas em 1957, Djourno e Eyries descreveram os efeitos de uma estimulação elétrica do nervo auditivo[3]. No Brasil, a primeira cirurgia de implante coclear foi realizada no Hospital Israelita Albert Einstein, pelo professor Pedro Luiz Mangabeira Albernaz, em 1977[4]. O dispositivo era bastante rudimentar comparado aos atuais.

O implante coclear recebeu a aprovação da Food and Drug Administration em 1984, e, desde então, os critérios para a cirurgia se expandiram para possibilitar melhora da qualidade de vida a indivíduos de idades mais jovens e com alguma audição residual. Nem todo paciente com perda auditiva terá benefício com a cirurgia de implante coclear. Uma equipe multidisciplinar trabalha em conjunto e dinamicamente na seleção dos candidatos à cirurgia de implante coclear com o norteamento de protocolos de indicação. O objetivo é oferecer o melhor desfecho ao paciente, de forma a obter o maior benefício e resultado com os dispositivos existentes, em relação ao risco cirúrgico. Genericamente, a possibilidade de implante coclear baseia-se em dois critérios: gravidade da perda auditiva; baixo reconhecimento de fala, com ou sem aparelho auditivo[2].

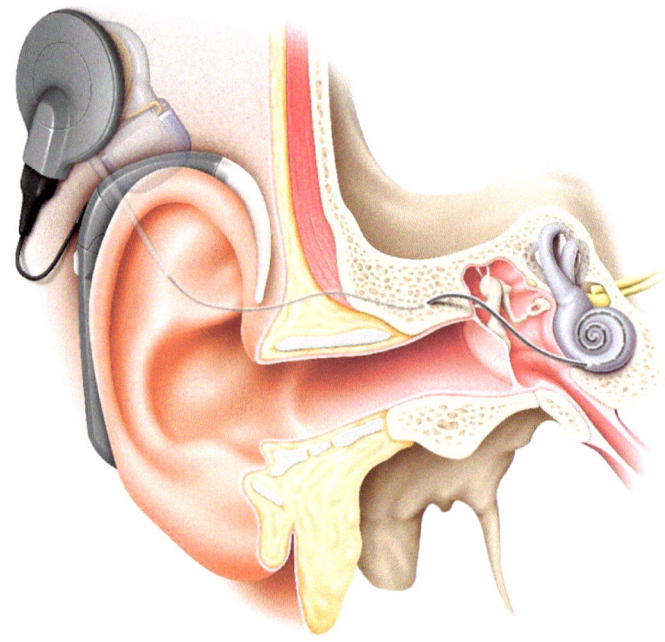

Os resultados do implante coclear são dependentes de uma grande variabilidade de fatores. A idade de início da perda auditiva, a surdez ser pré ou pós-lingual, a estimulação da via auditiva antes da cirurgia, a audição residual, as habilidades cognitivas, a personalidade e motivação do paciente e da família, o envolvimento e comprometimento dos pais, qualidade da programação do dispositivo e consistência nas consultas de acompanhamento são fatores que alteram o desfecho do processo pós-cirúrgico[5]. Quanto mais assistência e motivação do paciente e familiares, melhores são os resultados.

No Brasil, os protocolos de indicação são fundamentados nos "Critérios para Indicação de Implante Coclear" da Associação Brasileira de Otorrinolaringologia e da Portaria GM/MS Nº 2.776, de 18 de dezembro de 2014[6].

Para que os pacientes implantados obtenham o benefício ideal do dispositivo, é necessário um acompanhamento pré e pós-operatório com fonoterapia. O seguimento da reabilitação auditiva tem duração individual, de acordo com o desenvolvimento de cada indivíduo, considerando os fatores preexistentes já citados.

Quando bem indicado e bem assistido, o paciente com implante coclear torna-se possuidor de um benefício ímpar para a melhoria de sua qualidade de vida, desenvolvimento de maior independência e maior interação social.

TÉCNICA CIRÚRGICA

Após ser devidamente acompanhado com fonoterapia e rigidamente indicado por médico otorrinolaringologista, por meio de exames auditivos e de imagem, a porção interna do implante coclear poderá ser implantada cirurgicamente.

ANESTESIA

A integração de cuidados cirúrgicos seguros e de alta qualidade com anestesia de baixo risco de maneira clinicamente aplicável é continuamente o objetivo final das inovações cirúrgicas[7].

A anestesia é um ponto fundamental para a cirurgia. A recuperação dos pacientes, além da cirurgia em si, depende da técnica anestésica, dos sintomas no pós-operatório imediato e da pronta recuperação do paciente para retornar às suas atividades normais.

Nós decidimos iniciar a realização da cirurgia do implante coclear em adultos com anestesia local e sedação por vários motivos. O custo de uma anestesia geral é muito alto, fazendo com que os próprios seguros de saúde acabem concordando melhor com a anestesia local, mas o principal fator é a segurança para o paciente. Com anestesia local e sedação, a morbidade é menor, os sintomas de vômitos e náuseas no pós-operatório imediato são menores, e o paciente vai para casa no mesmo dia. Além disso, muitos pacientes se sentem mais seguros de realizar a cirurgia com esse tipo de anestesia, pois, ainda, a anestesia geral é um grande medo de grande parte dos pacientes.

Há ainda a questão de fazermos cada vez mais cirurgias em pacientes de faixa etária maior, e muitos paciente limitados a cirurgia com anestesia geral, por suas comorbidades, já podem ser candidatos ao implante coclear, sob anestesia local com sedação.

O serviço de anestesiologia deve também estar preparado para lidar com as questões relacionadas com a surdez, saber como abordar o paciente surdo, e também explicar de forma clara e objetiva o que vai acontecer durante a cirurgia, principalmente algum desconforto no momento da telemetria neural intraoperatória.

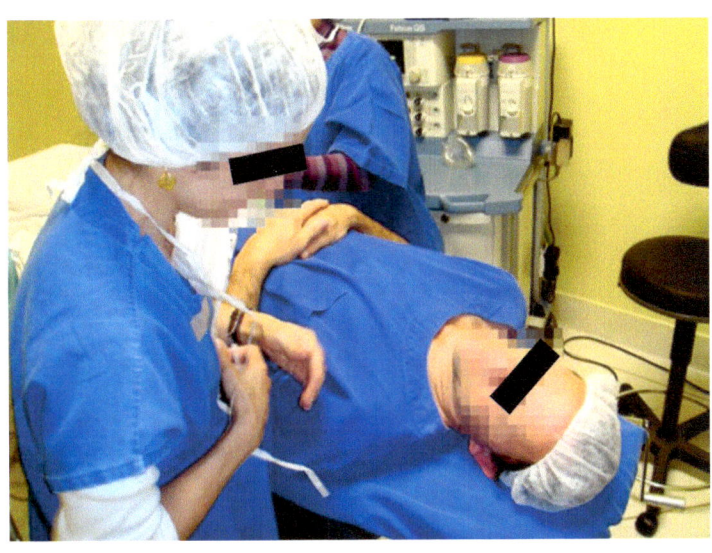

A eficácia desta técnica é bem estabelecida para outras cirurgias otológicas, como mastoidectomias, estapedotomias e timpanoplastias. Também realizamos algumas cirurgias de orelha interna com esse tipo de anestesia, como a descompressão do saco endolinfático. Mas, para a cirurgia do implante coclear, muitos aspectos psicológicos e emocionais estão envolvidos. Esses aspectos devem ser muito bem trabalhados pela equipe médica, pelas fonoaudiólogas e principalmente pelas psicólogas, para que o paciente se sinta mais seguro, e crie segurança na sua decisão de fazer a cirurgia com anestesia local e sedação, para que a cirurgia transcorra sem qualquer intercorrência. Outro ponto é o estímulo elétrico da telemetria. Nós tínhamos algum receio que neste momento o paciente pudesse demonstrar alguma reação mais forte, ou se movimentar, que não fosse tolerada, mas neste momento o anestesiologista aprofunda mais a sedação, e a telemetria transcorre sem problemas. A monitorização do nervo facial pode ser realizada tranquilamente sob anestesia local também, apenas necessita de atenção do cirurgião e do eletrofisiologista quanto a movimentação facial natural do paciente sedado.

SEDAÇÃO

No momento da cirurgia o anestesista explica ao paciente, por meio de comunicação gestual e leitura labial, o que vai acontecer, mantendo o paciente calmo e preparado para o procedimento.

O paciente é monitorado com eletrocardiograma e oximetria de pulso. As drogas utilizadas para a indução anestésica são Fentanil 1 ucg/kg, Meperidina 0,5 mg/kg, Midazolam 5 mg e Clonidina 2 ucg/kg. O paciente recebe um fluxo de oxigênio de 3 L/min por cânula nasal. Durante a cirurgia, opioides podem ser readministrados se qualquer sinal de dor ou desconforto do paciente for percebido. Outras drogas rotineiramente utilizadas são: Ondansetrona 4 mg, Metroclopramida 10 mg, Cefazolina 1 g, Dexametasona 1 mg/kg, Dipirona 1 g e Ketorolaco 30 mg. A reversão da anestesia, quando necessário, pode ser alcançada com a administração de naloxona 0,2 mg[8].

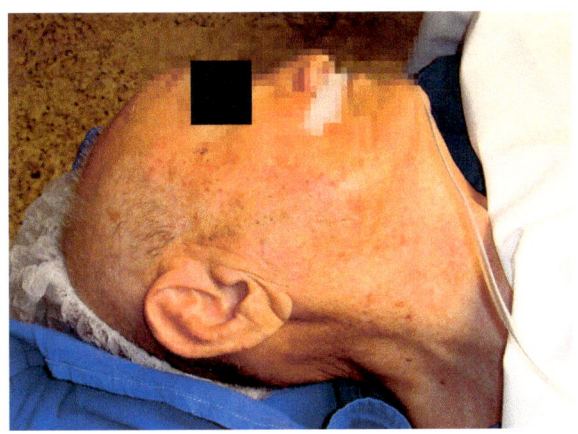

ANESTESIA LOCAL

Após o posicionamento do paciente em decúbito dorsal, com dorso levemente inclinado e a cabeceira reclinada, expondo a orelha a ser operada, iniciamos a infiltração com lidocaína a 2% e epinefrina na concentração de 1:50.000 na região retroauricular, introduzindo a ponto de fazer um abaulamento na parede posterior do conduto. Avançamos para a área de incisão no sulco retroauricular, para cima e para baixo. Após, infiltramos o conduto auditivo externo nos seus 4 quadrantes, primeiramente superficial e depois mais profundamente. Progredimos para infiltrar o local de descolamento e inserção do componente interno, num ângulo de 45 graus com uma linha que tange posteriormente o conduto auditivo externo. Geralmente 5 mililitros da infiltração são mais que suficiente para toda a área, inclusive tentamos utilizar menor quantidade em crianças pequenas[9].

A infiltração é imprescindível em cirurgias com sedação, mas também a fazemos nos casos com anestesia geral, pois facilita o procedimento quando possibilita menor sangramento em campo cirúrgico e contribui para os descolamentos de periósteo necessários.

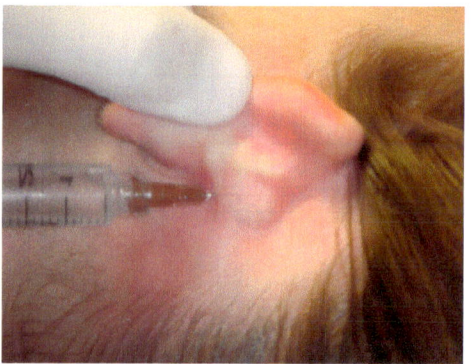
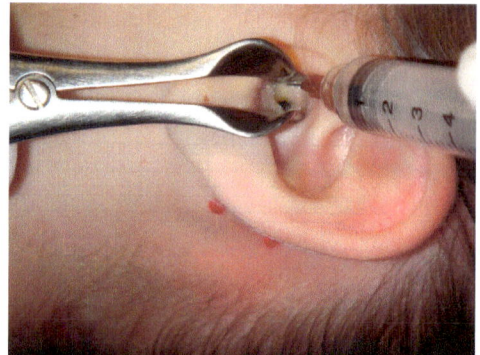

TRICOTOMIA

A tricotomia retroauricular facilita o procedimento, quando a visão e a palpação do cirurgião ficam mais claras, além de fornecer melhor controle de infecções de ferida operatória. Retiramos cerca de 3 cm dos cabelos retroauricular e estendemos para a região de implantação do componente interno.

MONITORIZAÇÃO DO NERVO FACIAL

O nervo facial, o sétimo par dos nervos cranianos, é dotado de uma raiz motora, responsável pela inervação da musculatura da mímica facial, do músculo estilo-hioide e do ventre posterior do digástrico, e de uma raiz sensitiva – nervo intermédio –, aferente visceral dos impulsos gustatórios de dois terços anteriores da língua. Juntamente com o nervo vestibulococlear, o nervo facial penetra o meato acústico interno do osso temporal, percorre o canal facial e emerge do crânio pelo forame estilomastóideo. O curso do nervo facial dentro do osso temporal mede cerca de três centímetros de comprimento e é formado por três seguimentos: labiríntico, timpânico e mastóideo. Em cirurgias otológicas, principalmente as que incluem mastoidectomia – como é o caso da cirurgia de implante coclear – a anatomia e o curso do nervo facial devem ser sempre revisados constantemente pelo cirurgião, a fim de evitar infortunas lesões.

Lesão em nervo facial pode ocorrer em diferentes intensidades, desde simples paresia momentânea – por alguma deiscência em seu canal ósseo que faz manter contato com o anestésico local infiltrado – até paralisia facial periférica por vezes permanente daquele lado da face, quando ocorre ruptura completa durante o broqueamento da mastoide. Variações anatômicas do facial acontecem, por esse motivo o estado e a localização do nervo facial de cada paciente devem ser avaliados em exames prévios à cirurgia. Em alguns casos selecionados é mais prudente fazer uso de monitorização no nervo facial durante o procedimento cirúrgico, principalmente em crianças (a localização do nervo facial em crianças menores de 2 anos é mais superficial na ponta da mastoide) e em pacientes com malformações de orelha média, nos quais o nervo facial pode ter mais chance de alguma variação anatômica.

Os eletrodos são posicionados nos músculos do nervo facial do lado operado: frontal, orbicular dos olhos, orbicular da boca e mentoniano. São então conectados ao monitor. Descargas geradas por estímulo ou irritação do nervo facial são traduzidas em diferentes alarmes que norteiam o cirurgião quanto à localização do nervo. Também oferecem benefício por possibilitar testar o nervo ao fim do procedimento e verificar sua total integridade[10].

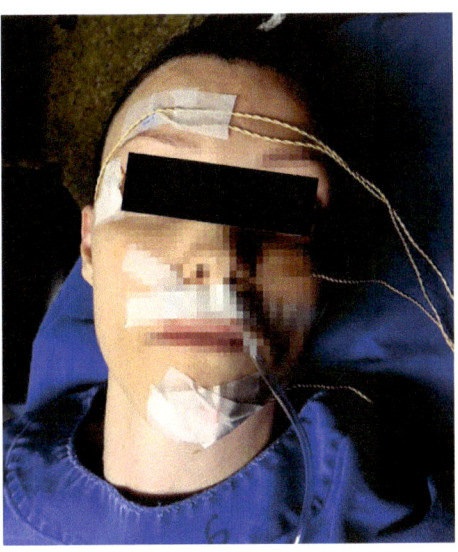

MARCAÇÃO DA PELE

Após assepsia e colocação de campos estéreis, inicia-se marcando o local da incisão retroauricular, da área do processador de fala e da posição da unidade interna, por meio de moldes que acompanham o implante coclear, de formatos ligeiramente diferentes, de acordo com cada empresa fornecedora de implante coclear. Esta marcação é importante para que a unidade interna fique em posição afastada o suficiente do local onde ficará o processador da fala para que não ocorra sobreposição dos dois componentes do implante coclear. A incisão costuma ser de 3 cm de comprimento, distante em 0,5 cm da linha do sulco retroauricular, levemente curvilínea – acompanhando o sulco. Lembrando que, em crianças menores de 2 anos, a incisão da porção inferior deverá ser desviada posteriormente para evitar lesão do nervo facial (que em crianças pequenas é mais superficial na ponta da mastoide).

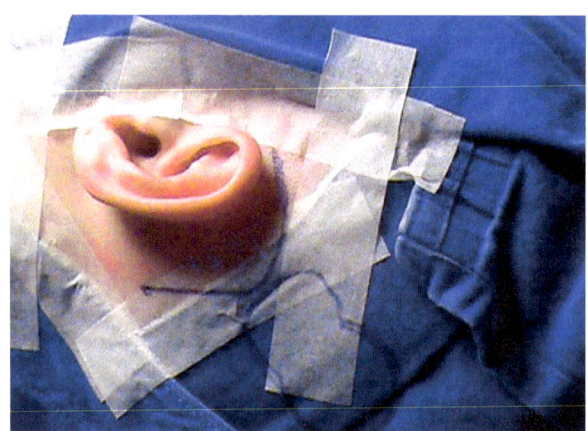

MARCAÇÃO DA PELE

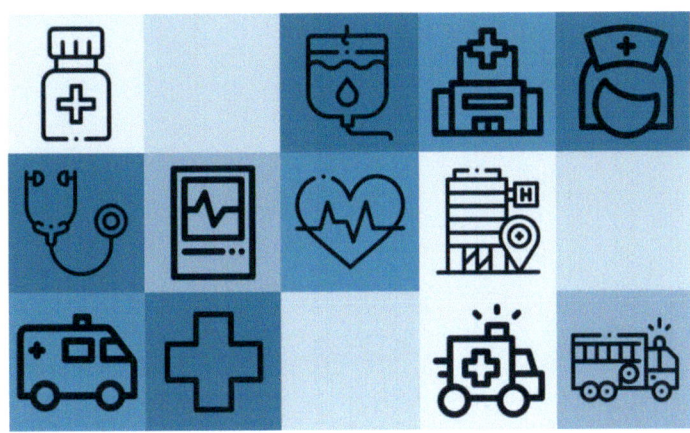

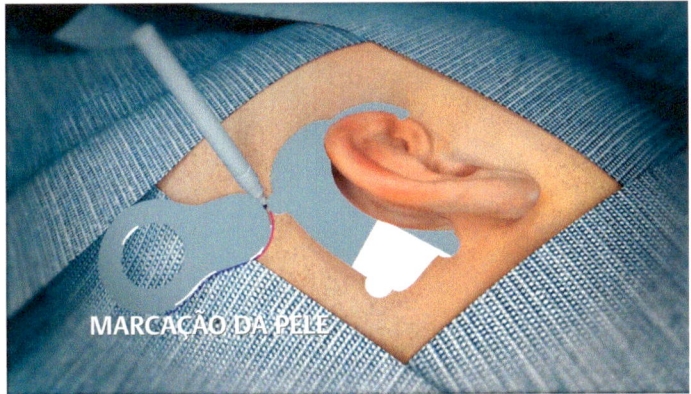

PASSO 1 – MARCAÇÃO DA PELE

Marcação do local da incisão, da área do processador da fala e da posição da unidade interna. Esta marcação é importante para que a unidade interna fique em posição afastada o suficiente do local onde ficará o processador da fala para que não ocorra sobreposição dos dois componentes do implante coclear.

 Esta página tem conteúdo em Realidade aumentada.
Acesse o app IPO Implante Coclear, clique em começar.
Aponte a câmera do seu smartphone ou tablet para a imagem acima.

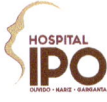 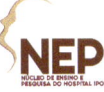 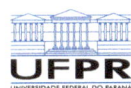 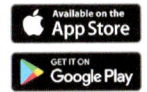

INCISÃO RETROAURICULAR

Utilizamos uma pequena incisão, de aproximadamente 3 cm, encurvada, logo atrás do sulco retroauricular. É feita na pele e subcutânea, expondo a fáscia temporal, músculos retroauriculares e tecidos pericranianos. Faz-se a dissecção de planos até chegar ao periósteo da cortical da mastoide, onde é feita uma incisão em forma de T para exposição da própria cortical da mastoide, a qual será broqueada.

Com o passar do tempo e o desenvolvimento junto ao aperfeiçoamento de técnicas cirúrgicas, a incisão retroauricular vem-se tornando cada vez menor, acompanhando a evolução dos aparelhos de implante coclear[11]. Incisões em C aumentadas, incisões endoaurais, incisões em U e incisões em J invertido utilizadas anteriormente já foram abandonadas pelos resultados indesejados. A incisão de 3 cm, encurvada, atrás do sulco retroauricular é suficiente para a entrada da unidade interna, para a não extrusão da mesma, para manter a circulação arterial e suficiente para o acesso à orelha média sem dificuldades. O tamanho reduzido da incisão traz menos morbidade ao paciente, oferecendo menor dor no pós-operatório e menores riscos de complicações.

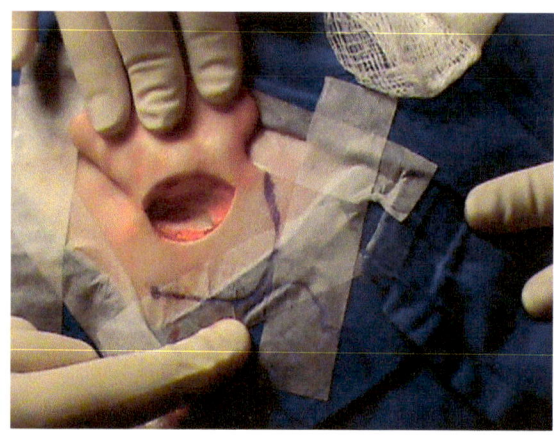

INCISÃO RETROAURICULAR

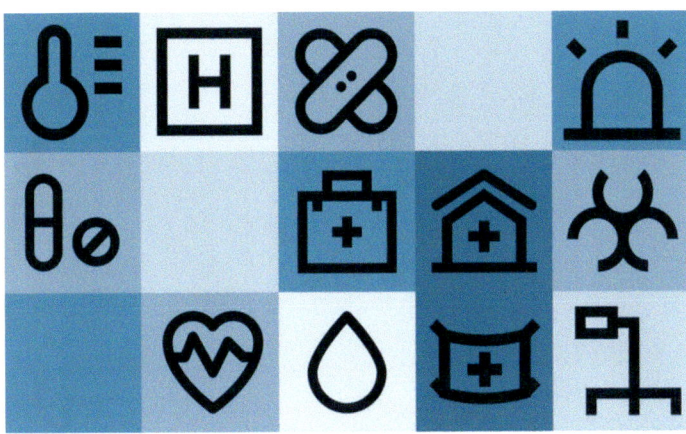

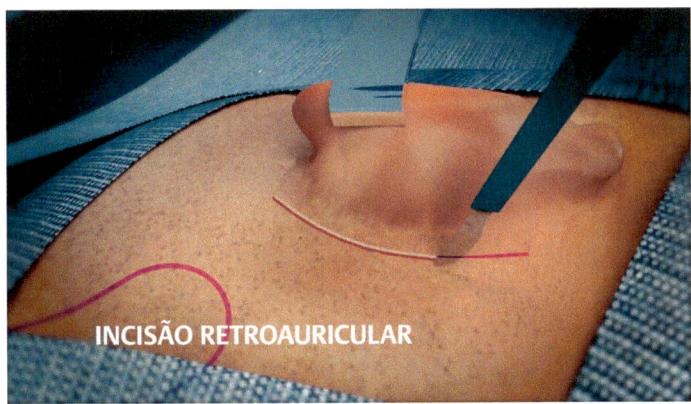

PASSO 2 – INCISÃO RETROAURICULAR
Utilizamos incisão pequena de aproximadamente 3 cm encurvada logo atrás do sulco retroauricular, com dissecção de planos até chegar ao periósteo onde é feita uma incisão em T para exposição da cortical da mastoide.

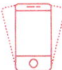 *Esta página tem conteúdo em Realidade aumentada.*
Acesse o app IPO Implante Coclear, clique em começar.
Aponte a câmera do seu smartphone ou tablet para a imagem acima.

MASTOIDECTOMIA

Após a exposição da cortical da mastoide, identificam-se os pontos de referência anatômicos importantes para o broqueamento[12]:

1) Espinha suprameatal de Henle: protuberância óssea na borda posterossuperior do conduto auditivo externo; é o ponto de início do broqueamento.
2) Triângulo de MacEwen (área cribriforme): depressão posterossuperior à espinha de Henle, com superfície óssea irregular; corresponde à projeção do antro na superfície mastóidea.
3) Linha temporal: indica o assoalho da fossa média; é o limite superior, na inserção posteroinferior do músculo temporal até a raiz do zigoma. A dura-máter pode acabar sendo exposta e sangrar em alguns acessos, principalmente quando o teto para a fossa média é baixo, o que já deve ser observado no exame de tomografia no pré-operatório. Esse sangramento pode ser controlado pressionando o local com um algodão embebido em solução (a mesma da infiltração), com pó de osso do próprio broqueamento, ou com cera de osso aplicada no local.
4) Ponta da mastoide: é o limite inferior de broqueamento. Em crianças menores de 2 anos, o osso da ponta da mastoide é composta por osso medular, o que pode gerar mais sangramento no intraoperatório. Controlar o sangramento com algodão embebido em solução é fundamental para seguir os próximos passos.

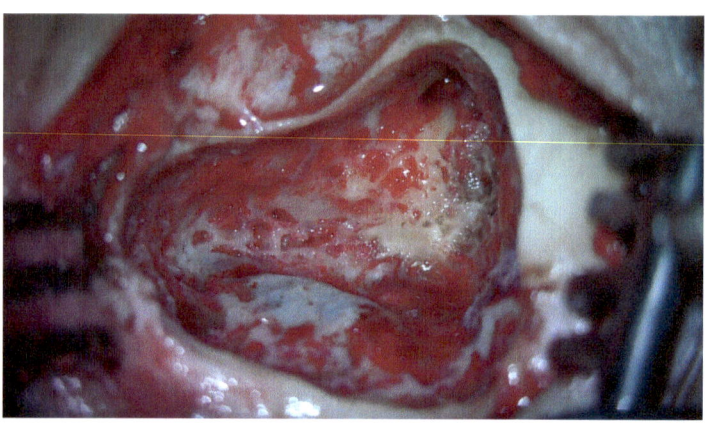

Realiza-se a mastoidectomia simples transcortical até uma adequada exposição do córtex mastoideo. A cavidade deve ser continuada posteriormente, identificando e esqueletizando o seio sigmoide e o ângulo sinodural – de Citelli. Essa etapa facilita a visualização microscópica do nicho da janela redonda por meio da angulação adequada. O antro deve ser localizado a 1,2 cm de profundidade da área cribriforme, e quando encontrado, pode-se visualizar a proeminência do canal semicircular lateral. A partir de então, afina-se a parede posterior do conduto auditivo externo, deixando--a bem delgada, permitindo ver o ramo curto da bigorna, o qual é um ponto de reparo importante do nervo facial e fundamental à realização do próximo passo cirúrgico – a timpanotomia posterior.

Durante toda a mastoidectomia é importante a irrigação com o intuito de remover o osso residual, além de evitar lesão térmica no nervo facial, pelo broqueamento.

É importante citar que existem outras formas de acomodação do implante coclear, realizadas principalmente em casos de variações anatômicas, como seio sigmoide muito anterior ou dura-máter baixa:

1) Abordagem transcanal (de Veria) introduzida por Kiratzidis em 1995 – o fio de eletrodo é alojado em um pequeno túnel, superficial, confeccionado na parede posterior do canal auditivo externo, sem contato com a pele. Tem as vantagens de preservação da mastoide e obtenção de um bom acesso ao ouvido médio. No entanto, a necessidade de material especializado limita seu uso[13].

2) Abordagem suprameatal descrita por Kronenberg em 1999 – o acesso a orelha média é através de um retalho timpanomeatal. É quase nulo o risco de lesão do nervo facial, com a preservação da mastoide. Sua desvantagem é que a inserção dos eletrodos através da janela redonda é dificultada, e se realizada cocleostomia haverá maior estiramento dos eletrodos para inserção, podendo danificá-los. Tem-se também o risco de perfuração de membrana timpânica[14].
3) Técnica combinada descrita por Lavinsky em 2006 – cocleostomia através de retalho timpanomeatal necessitando de uma mastoidectomia menor e de uma timpanotomia posterior também de menor dimensão[15].
4) Abordagem pela fossa média – procedimento desafiante, mesmo para cirurgiões experientes, pelo risco de lesões cerebrovasculares e também do nervo facial. É indicada para casos com alterações anatômicas da orelha média, principalmente[16].
5) Mastoidectomia com cavidade aberta – retira-se a parede posterior do conduto auditivo externo, priorizando melhor visualização da orelha média. Realizada em casos onde variações anatômicas impedem a utilização da técnica usual. Posteriormente, a parede posterior do conduto deve ser reconstruída com enxertos ósseos ou cartilaginosos[17].
6) Petrosectomia – com obliteração da tuba de Eustáquio e do conduto auditivo externo, isolando a orelha média do ambiente externo. Pode ser utilizada para casos de otite média crônica[18].

Nosso serviço utiliza a técnica tradicional, mastoidectomia simples, na maioria das vezes. Exceções acontecem quando há variações anatômicas da orelha. A técnica tradicional é satisfatória, já bem padronizada em nosso hospital e congruente à anestesia local[19].

MASTOIDECTOMIA SIMPLES

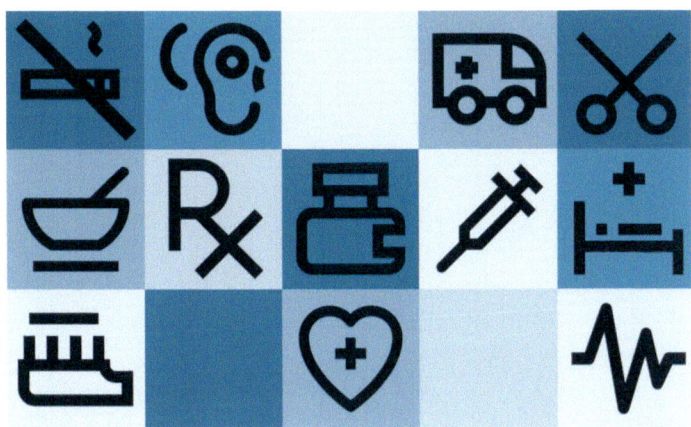

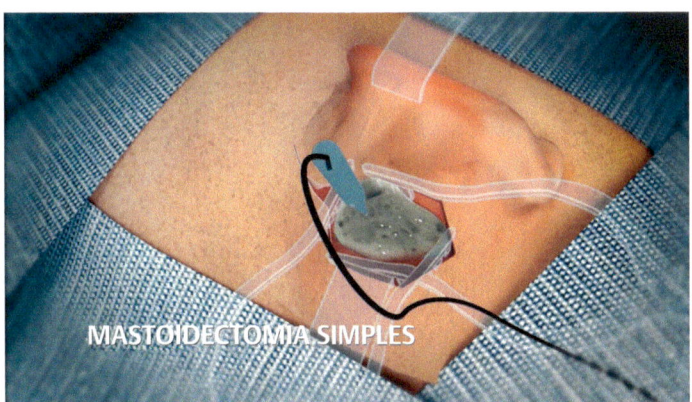

PASSO 3 – MASTOIDECTOMIA SIMPLES
Realização de mastoidectomia simples transcortical com afinamento importante da parede posterior do conduto auditivo externo facilitando a realização da timpanotomia posterior.

Esta página tem conteúdo em Realidade aumentada.
Acesse o app IPO Implante Coclear, clique em começar.
Aponte a câmera do seu smartphone ou tablet para a imagem acima.

TIMPANOTOMIA POSTERIOR

O acesso à orelha média, por meio da mastoidectomia simples, é a timpanotomia posterior. Por meio de marcos anatômicos podemos realizá-la com sucesso e sem lesões às estruturas imediatas.

O ramo curto da bigorna aponta para o canal do nervo facial em sua porção mastóidea, logo inferior ao canal semicircular lateral. O bordo inferior do conduto auditivo externo mantém íntima relação com o nervo corda do tímpano, um ramo do nervo facial, que anda em caminho contrário ao seu originador. Entre eles, existe um triângulo ósseo que é removido para acessar o espaço chamado recesso do facial e que oferece visualização da orelha média através da mastoide. Pode-se observar então o promontório e o nicho da janela redonda, onde serão introduzidos os eletrodos do implante coclear. O nicho da janela redonda situa-se entre 2 e 3 mm inferior ao tendão do músculo do estribo – que pode ser visualizado através do conduto auditivo externo, quando se levanta um retalho timpanomeatal a fim de facilitar a identificação das estruturas.

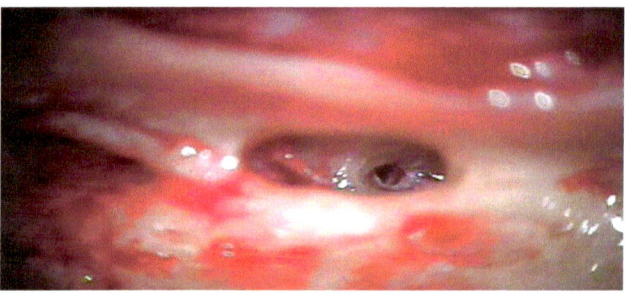

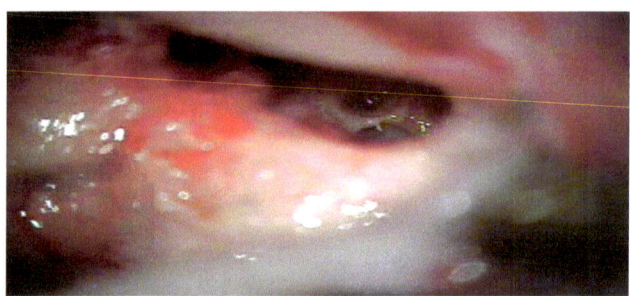

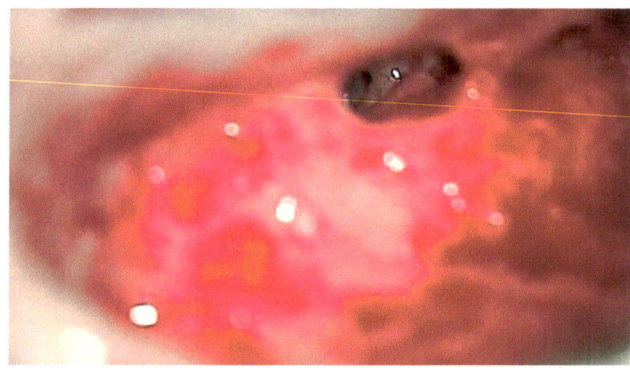

TIMPANOTOMIA POSTERIOR

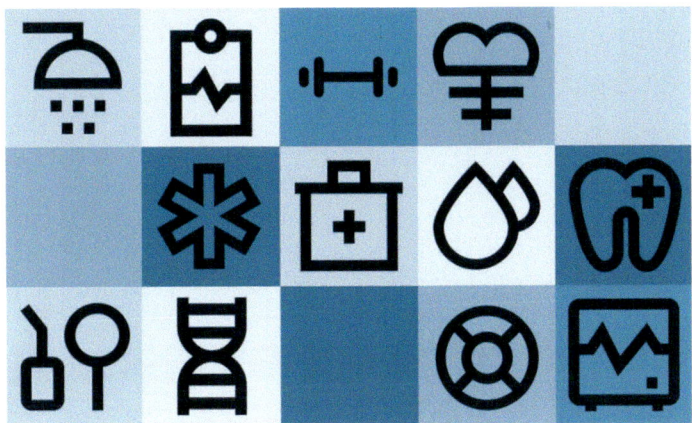

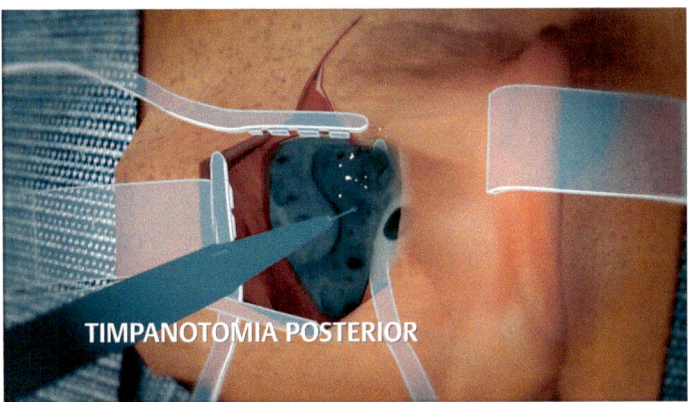

PASSO 4 – TIMPANOTOMIA POSTERIOR

Usando o canal semicircular lateral e o ramo curto da bigorna como parâmetros anatômicos faz-se a timpanotomia posterior com exposição adequada do tendão do músculo do estribo que é usado como referência anatômica para o nico da janela redonda, o qual situa-se entre 2 e 3 mm inferior ao tendão.

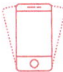 *Esta página tem conteúdo em Realidade aumentada.*
Acesse o app IPO Implante Coclear, clique em começar.
Aponte a câmera do seu smartphone ou tablet para a imagem acima.

BROQUEAMENTO DO NICHO DA JANELA REDONDA

Quando a janela redonda não pode ser visualizada diretamente por meio da timpanotomia posterior acima descrita, pode-se broquear o osso que cobre a membrana dessa janela até sua completa exposição. Usa-se broca diamantada pequena para minimizar as lesões térmica e sonora às estruturas nervosas da cóclea.

É feita delicada abertura na membrana da janela redonda, expondo o acesso à escala timpânica do giro basal da cóclea, onde será inserido o feixe de eletrodos.

Em crianças pequenas, a cóclea ainda não realizou sua total rotação e lateralização, o que confere maior dificuldade na localização da membrana da janela redonda, por vezes necessitando de ampliação inferior da timpanotomia posterior.

Uma variação desse passo cirúrgico é a cocleostomia, quando se faz o broqueamento da região anteroinferior à janela redonda, via promontório, para se ter acesso à escala timpânica. Realiza-se uma abertura de aproximadamente 1,5 mm de diâmetro na porção mais superficial do giro basal, com broca diamantada de pequeno calibre. Usa-se essa técnica quando o nicho da janela redonda não é facilmente visível, tem acesso difícil ou em situações de malformação. Esta técnica também pode ser usada nos casos onde a cóclea está ossificada, como sequela de labirintite ou meningite. Nas patologias ossificantes, o processo inicia-se junto à janela redonda e ascende para o ápice, afetando o giro basal com maior frequência.[20] A confecção da cocleostomia deve ser meticulosa, cuidando para que a abertura da porção membranosa da escala timpânica não seja realizada com a broca, mas por incisão com pinça, tentando preservar a reserva de células ciliadas[21].

Com o advento de novos eletrodos e maior ênfase na preservação da audição residual, o interesse é maior na via da janela redonda para a inserção dos eletrodos[22]. Comparada com a cocleostomia via promontório, a inserção via janela redonda reduz significativamente a quantidade de perfuração necessária, diminui o risco de trauma, perda de perilinfa e entrada de pó de osso na escala timpânica[23]. Além disso, ambas as técnicas estimulam de maneira igual o nervo coclear[24].

Com relação a abertura da membrana da janela redonda, quanto menor for a abertura, menor o risco de perda de perilinfa e de perda da audição residual, além de que a própria membrana residual fornece auxílio na estabilização do feixe de eletrodos e oclusão da janela redonda, quando seus contatos são justos, dificultando a exteriorização do mesmo e não necessitando de gordura ou outro apoio para ocluir a janela redonda.

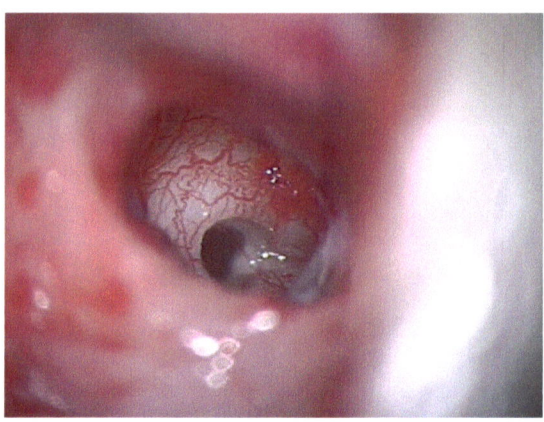

BROQUEAMENTO DO NICHO DA JANELA REDONDA

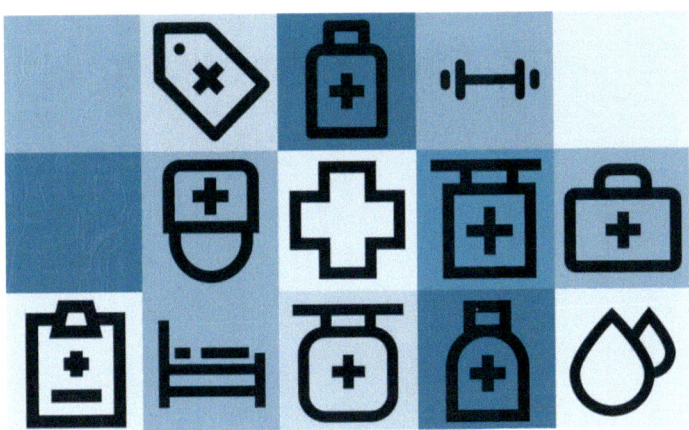

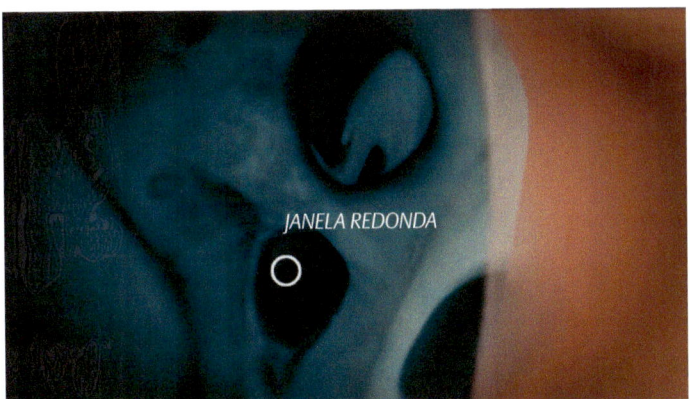

PASSO 5 – BROQUEAMENTO DO NICHO DA JANELA REDONDA
Faz-se um broqueamento do osso que cobre a membrana da janela redonda até a completa exposição desta. É feita então pequena abertura na membrana abrindo-se a escala timpânica da cóclea onde será inserido o feixe de eletrodos.

 Esta página tem conteúdo em Realidade aumentada.
Acesse o app IPO Implante Coclear, clique em começar.
Aponte a câmera do seu smartphone ou tablet para a imagem acima.

COLOCAÇÃO DA UNIDADE INTERNA E INSERÇÃO DOS ELETRODOS

No local demarcado na calota craniana, aproximadamente 1 cm da incisão retroauricular, e num ângulo de 45 graus com a linha que tangencia o conduto auditivo externo, realizamos o descolamento do periósteo para a colocação da unidade interna. O descolamento deve ser justo na base, em movimentos horizontais, evitando abrir como um leque. Após descolamento subperiostal de tamanho suficiente na calota craniana, anteriormente demarcada, introduz-se a unidade interna, com cautela, tracionando bem a pele para superior e posterior. Não há necessidade de confecção de nicho na calota craniana, com broca, com essa técnica. Realizando o descolamento justo, mas suficiente para a introdução da unidade interna, esta dificilmente se desloca da posição.

Após a unidade interna estar totalmente inserida e posicionada, procede-se então a lenta e progressiva introdução do feixe de eletrodos no interior da rampa timpânica da cóclea, por meio da timpanotomia posterior, usando instrumento delicado e específico, até sua inserção completa, sempre com cuidado suficiente para não manipular os eletrodos. Quando se têm resistência na introdução, podem ocorrer dobras no feixe que acabam por danificar alguns eletrodos, o que pode acarretar pior resultado audiológico[25]. Alguns feixes de implante coclear já trazem o limite de introdução demarcado, o que facilita e até auxilia na oclusão da janela redonda, quando ocorre introdução completa. Se colocado até o limite, o implante consegue estimular a porção mais apical da cóclea, o que confere melhor desempenho audiológico no pós-operatório.

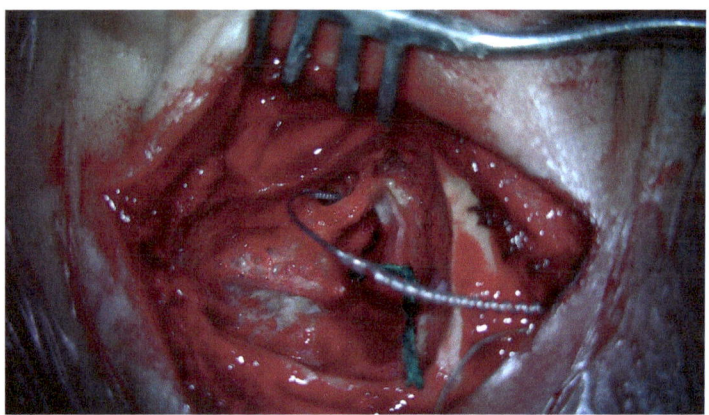

COLOCAÇÃO DA UNIDADE INTERNA E INSERÇÃO DOS ELETRODOS

As marcas de implante coclear geralmente têm um modelo padrão de feixe de eletrodos (*standard*) e modelos com formatos (perimodiolar, para parede lateral da cóclea) e tamanhos de feixes diferentes (mais curto, mais flexível, mais robusto) disponíveis para os diferentes casos e quadros especiais de malformação coclear ou ossificação. Os tamanhos e modelos são definidos durante o processo de indicação do implante coclear e discutidos em conjunto com paciente e familiares sobre a melhor decisão. Quando o modelo de implante traz um eletrodo de referência-terra, este é colocado debaixo do músculo temporal.

Ao longo do tempo, diferentes abordagens vêm sendo propostas para facilitar a visualização das estruturas anatômicas, facilitar a inserção dos eletrodos e, mais recentemente, dar ênfase à preservação da audição residual[26], como é o caso dos feixes de eletrodos, que estão sendo fabricados cada vez mais finos e delicados. Nos casos onde existe audição residual é possível e benéfico conservá-la, por meio da inserção não traumática do feixe, evitando os danos a estruturas do ouvido interno e obtendo menor degeneração do tecido neural. Esse método se mostrou bastante vantajoso, pois permite estimulação elétrica e acústica combinadas[27]. Existem evidências emergentes de testes intraoperatórios para monitorar a preservação auditiva e trauma acústico durante a inserção da matriz de eletrodos. O uso da eletrococleografia durante a inserção do conjunto de eletrodos pode fornecer informações em tempo real sobre a função coclear[28].

A crescente tecnologia oferece a possibilidade de todo o broqueamento da cirurgia ser monitorizado e direcionado por meio de tomografia computadorizada em 3D acoplada à neuronavegação. Esse instrumento oferece uma perfuração assistida e controlada, desde a superfície da mastoide, criando um túnel que passa através do recesso do nervo facial, até a janela redonda, além de cocleostomia realizada também com base na neuronavegação. O feixe de eletrodos é inserido pelo túnel perfurado e na cóclea. O instrumento oferece uma cirurgia com risco reduzido de lesão de estruturas, como o nervo facial e o nervo corda do tímpano, além de proporcionar um tempo cirúrgico reduzido[29].

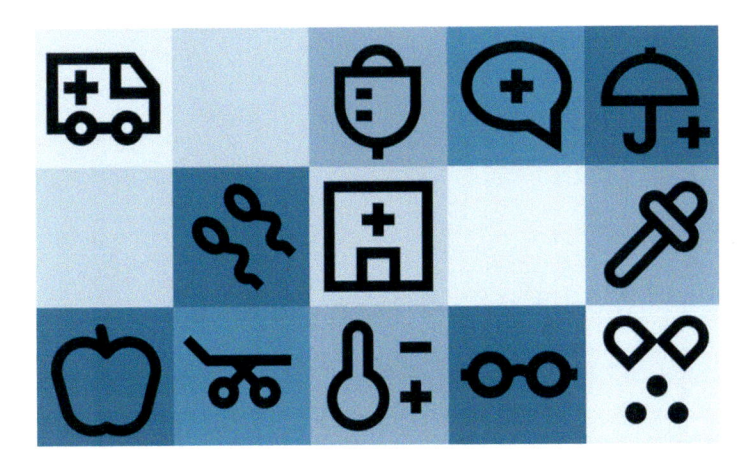

COLOCAÇÃO DA UNIDADE INTERNA E INSERÇÃO DOS ELETRODOS

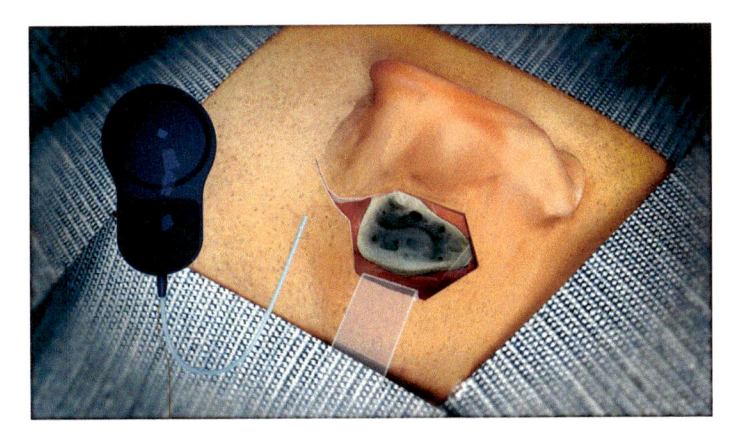

PASSO 6 – COLOCAÇÃO DA UNIDADE INTERNA E INSERÇÃO DOS ELETRODOS

Após descolamento subperiostal o suficiente e necessário para a colocação da unidade interna da calota craniana, é feita a inserção lenta progressiva e delicada do feixe de eletrodos no interior da rampa timpânica da cóclea até a sua inserção completa.

Esta página tem conteúdo em Realidade aumentada.
Acesse o app IPO Implante Coclear, clique em começar.
Aponte a câmera do seu smartphone ou tablet para a imagem acima.

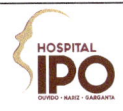

SUTURA

A sutura é feita por planos – periósteo, músculo, gordura e pele – com fio absorvível (Vicryl 3-0). Na pele é feita a sutura intradérmica também com fio absorvível (Vicryl 3-0), sem necessidade de retirada de pontos no pós-operatório, o que facilita a interação no pós-operatório imediato, principalmente com as crianças mais novas.

A implantação bilateral tem-se tornado uma opção bastante plausível, inclusive simultânea – já realizada em nosso serviço. Seus benefícios incluem a audição binaural com melhor compreensão da fala em ambiente ruidoso e da localização da fonte sonora, além da maximização do potencial dessa tecnologia[30]. Implantamos bilateral, seguindo os mesmos passos acima descritos em ambos os lados. Os testes neurais são realizados ao fim dos dois lados.

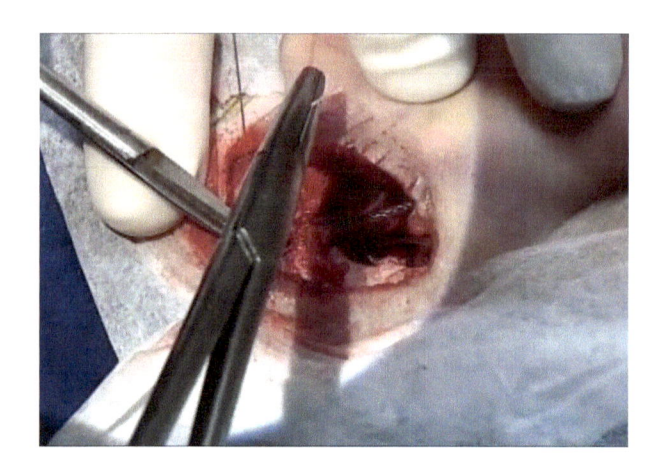

SUTURA

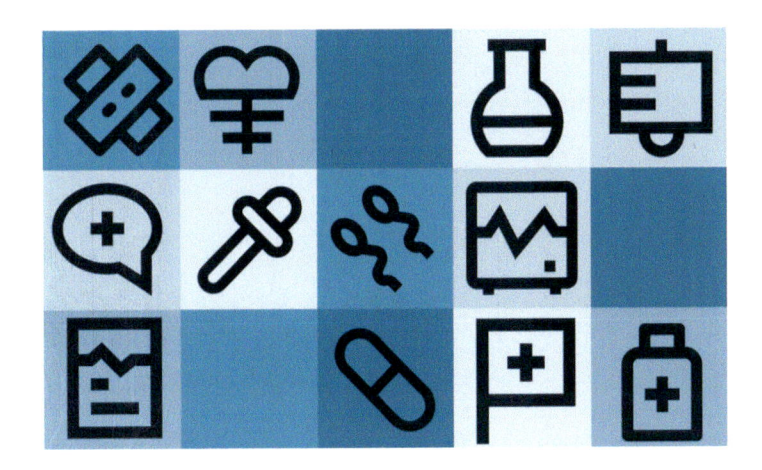

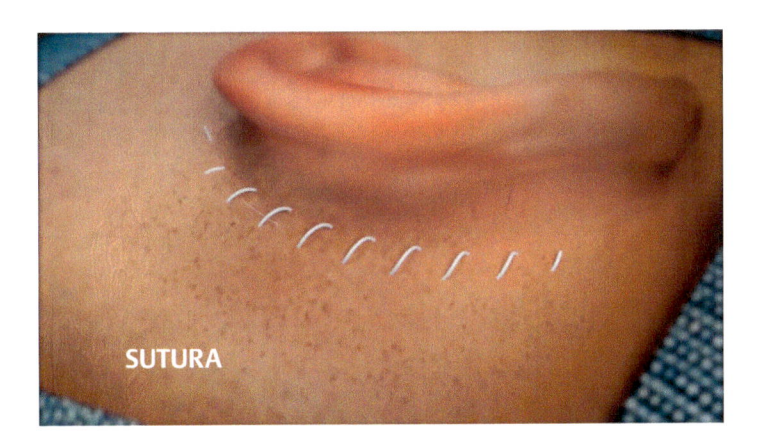

PASSO 7 – SUTURA E CURATIVO
Sutura por planos com fio absorvível inclusive na pele onde é feita a sutura intradérmica. Utiliza-se curativo compressivo por 2 dias.

*Esta página tem conteúdo em Realidade aumentada.
Acesse o app IPO Implante Coclear, clique em começar.
Aponte a câmera do seu smartphone ou tablet para a imagem acima.*

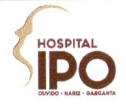

TESTES NEURAIS INTRAOPERATÓRIOS

São várias as questões em torno da cirurgia que o audiologista precisa estar ciente. Esse conhecimento permite orientar o paciente durante o processo e entender quando é necessário encaminhar preocupações ao cirurgião. A comunicação entre o audiologista e o cirurgião é essencial durante todo o processo de implante coclear[31].

Os testes intraoperatórios, realizados na sala de cirurgia ou remotamente, fornecem informações valiosas ao audiologista, e também ao cirurgião e familiares sobre a integridade do dispositivo. Servem para testar a integridade dos eletrodos individualmente, fornecer dados sobre as intensidades de impulsos basais do dispositivo, testar a função central e o nervo auditivo frente aos primeiros estímulos elétricos e podem determinar se há necessidade de uma imediata reimplantação com o dispositivo de *backup* (que sempre acompanha os aparelhos), por possível falha do dispositivo implantado – evitando a privação auditiva do paciente. Normalmente, uma combinação de medidas de impedância de eletrodos, outras medidas objetivas (ECAP, por exemplo) e imagens são usadas para determinar se o uso de um dispositivo de *backup* é necessário. No entanto, não há um acordo claro na literatura atual sobre quando um dispositivo de *backup* deve ser usado[31].

A telemetria de impedância dos eletrodos é a primeira a ser realizada. Ela indica se o dispositivo está fornecendo estimulação apropriada. Valores normais de impedância não implicam uma inserção completa do feixe de eletrodos; suas informações indicam que os eletrodos estão em contato com um meio eletricamente condutor. A telemetria de impedância verifica a funcionalidade do dispositivo interno medindo a voltagem dos eletrodos intracocleares. Também verifica a integridade do sistema, a comunicação da parte interna e da parte externa, além das condições do eletrodo terra. O fato de ser realizada no intraoperatório, sob anestesia geral ou sedação, fornece a possibilidade de usar correntes de intensidade alta, sem proporcionar desconforto ao paciente. Curtos-circuitos são identificados como valores de impedância anormalmente baixos, e circuitos abertos são identificados como valores de impedância anormalmente altos, conforme designado por cada fabricante[31].

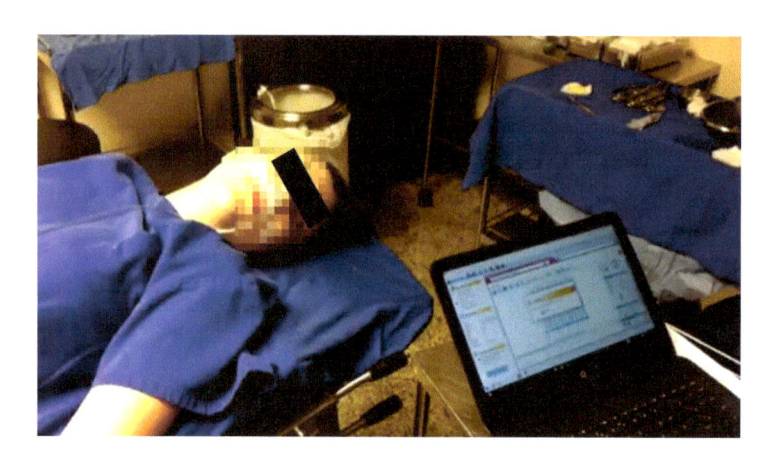

O exame com o aparelho de raios X portátil intraoperatório é uma maneira de avaliar o posicionamento das estruturas internas do implante coclear, quando demonstra o fio de eletrodos em espiral posicionados dentro da cóclea e a sua integridade. É um procedimento rápido, prático e disponível na maioria dos centros hospitalares, que fornece, se necessário, intervenção imediata.

A telemetria de resposta neural é um teste objetivo que detecta o potencial de ação transmitido pelas fibras do nervo auditivo ao cérebro. O sinal de registro é chamado "componente evocado do potencial de ação do nervo auditivo" (ECAP ou EAP) e apresenta amplitude entre 0,01 e 2 microvolts, ocorrendo 1 milissegundo após a estimulação, aproximadamente. Os limiares intraoperatórios de ECAP são normalmente observados em níveis mais altos de estímulo em comparação com os limiares obtidos no pós-operatório.[32] Algumas vezes não se faz presente, mas o não registro de ECAP não significa necessariamente mal funcionamento do implante ou alteração neural e depende de vários fatores, como o tempo de privação auditiva – em muitos casos essa resposta só é visível após um período de estimulação e uso do dispositivo de implante coclear. Esse teste não depende do nível de consciência do paciente, podendo ser feito ainda com sedação ou após a cirurgia. A telemetria de resposta neural também nos fornece o limiar auditivo e o limiar de desconforto (limites máximo e mínimo de corrente de estimulação) que vão auxiliar grandemente no mapeamento e ativação do implante, durante as próximas etapas[33].

O limiar de reflexo estapediano evocado eletricamente (ESRT) é outra ferramenta usada para determinar a função do dispositivo e a função da porção periférica-tronco cerebral da via auditiva. A presença de reflexo estapediano indica que o nervo auditivo e o reflexo estapediano estão respondendo à estimulação elétrica e que consequentemente o dispositivo está funcionando. A sua ausência não indica necessariamente que o dispositivo está com defeito ou que o nervo auditivo não está funcionando. Suas medidas intraoperatórias são observadas em níveis mais altos de estímulo em comparação com as medidas obtidas no pós-operatório. Além disso, podem ser afetadas pela dosagem da anestesia. A contração muscular é uma resposta bilateral e, portanto, pode ser observada na orelha contralateral[34].

Alguns modelos de implantes oferecem a possibilidade de pesquisa dos potenciais de tronco cerebral evocados eletricamente (EABR), fornecendo informação completa a cerca da integridade e funcionamento de todo o sistema auditivo, da orelha interna até o tronco encefálico. Principalmente para casos mais complexos, essa pesquisa é de grande importância.

Em nosso serviço a audiologista acompanha a cirurgia remotamente e inicia os testes ainda em sala cirúrgica, com telemetria de resposta neural e impedância dos eletrodos[35]. Quando a audiologista não está disponível, o próprio cirurgião consegue realizar a telemetria de impedância dos eletrodos com um dispositivo incluso em algumas marcas de implante coclear.

Quando possível e conveniente, também realizamos a ativação no implante coclear no pós-operatório imediato, ainda na sala de cirurgia. O fato de a maior parte de nossas cirurgias serem realizadas com anestesia local e sedação oferece essa vantagem[36]. O dispositivo é inativado logo após, servindo o registro. Para o uso da unidade externa é preciso diminuição do edema local e cicatrização de pontos, necessitando de alguns dias.

CURATIVO

Faz-se um curativo compressivo que cubra a orelha operada, com gaze e faixa, para evitar hematomas e mobilização da unidade interna, durante um período que garanta a estabilização das estruturas implantadas. Esse curativo permanece por 2 dias, quando então é retirado pelo médico, no próprio consultório.

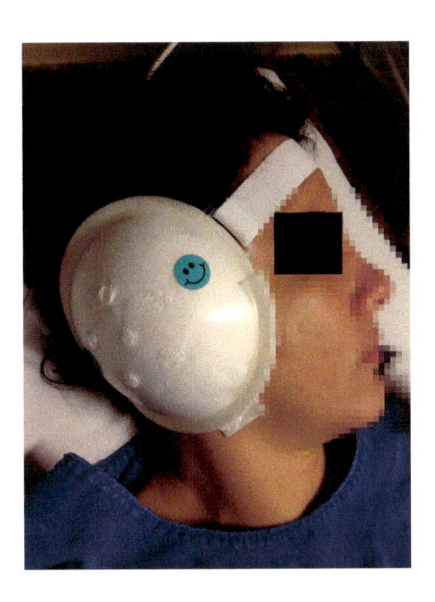

SEGUIMENTO PÓS-OPERATÓRIO

A partir da completa recuperação pós-cirúrgica, que tem média de 40 dias, o paciente está pronto para uso da unidade externa e seguimento com fonoterapia. Nas sequentes sessões fonoaudiológicas o implante será totalmente ativado e as estimulações serão continuadas, até a completa satisfação da equipe e do paciente. Para o máximo benefício do implante coclear, seus usuários devem estar em constante acompanhamento fonoaudiológico, a família deve seguir motivada para que as intervenções e programações do implante coclear transcorram sem grandes dificuldades.

REFERÊNCIAS BIBLIOGRÁFICAS

1. Messersmith JJ, Entwisle L, Warren S, Scott M. Clinical Practice Guidelines: Cochlear Implants. J Am Academy Audiol 2019;30(10):827-44.
2. Zwolan T. Audiology Information Series: Cochlear Implants. American Speech-Language-Hearing-Association; 2015.
3. Djourno E, The First Implanted Electrical Neural Stimulator to Restore Hearing. In: Eisen MD, author information. Otology & Neurotology 2003 May; 24(3):500-6.
4. Mangabeira Albernaz PL. History of cochlear implants. Braz J Otorhinolaryngol 2015;81:124-5.
5. Hedley-Williams A, Sladen D, Tharpe A. Programming, care, and troubleshooting of cochlear implants for children. Topics in Language Disorders 2003;23(1):46-56.
6. Brasil. Ministério da Saúde. Secretaria de Atenção à Saúde. Departamento de Atenção Especializada e Temática. Coordenação Geral de Média e Alta Complexidade. Diretrizes Gerais para a Atenção Especializada às Pessoas com Deficiência Auditiva no Sistema Único de Saúde – SUS/ Ministério da Saúde. Secretaria de Atenção à Saúde. Departamento de Atenção Especializada e Temática. Coordenação Geral de Média e Alta Complexidade. Brasília: Ministério da Saúde; 2014. 20 p.
7. Mangia LRL, Santos VM, Mansur TM, Wiemes GRM, Hamerschmidt R. Facial Nerve Intraoperative Monitoring in Otologic Surgeries under Sedation and Local Anesthesia - A Case Series and Literature Review. Intern Arch Otorhinolaryngol 2020;24(1):e11-e17.
8. Hamerschmidt R, et al. Local anesthesia for cochlear implant surgery: a possible alternative. Braz J Otorhinolaryngol 2010;76(5):561-4.
9. Hamerschmidt R, Moreira ATR, Wiemes GRM, Tenório SB, Tâmbara EM. Cochlear Implant Surgery With Local Anesthesia and Sedation: Comparison With General Anesthesia. Otology & Neurotology 2013 Jan;34(1):75-8.
10. Mangia LRL, Santos VM, Mansur TM, Wiemes GRM, Hamerschmidt R. Facial Nerve Intraoperative Monitoring in Otologic Surgeries under Sedation and Local Anesthesia - A Case Series and Literature Review. Intern Arch Otorhinolaryngol 2020;24(1): e11-e17. Epub February 14, 2020.
11. Mangus B, Rivas A, Tsai BS, Haynes DS, Roland Jr JT. Surgical Techniques in Cochlear Implants. Otolaryngol Clin N Am 2012;45:69-80.
12. Brackmann et al. Otologic Surgery. Elsevier; 1994. p. 832.
13. Kiratzidis T, Arnold W, Iliades T. Veria Operation Updated I. The Trans-Canal Wall Cochlear Implantation. ORL 2002;64:406-12.
14. Postelmans JTF, Tange RA, Stokroos RJ, Grolman W. The Suprameatal Approach: A Safe Alternative Surgical Technique for Cochlear Implantation. Otology & Neurotology 2010;31:196-203.
15. Lavinsky L, Lavinsky M. Combined approach technique to cochlear implantation. Otolaryngol Head Neck Surg 2006;135(2S):258-9.
16. Lesser JCC, RVdB, Martins GdSQ, Bento RF. Cochlear Implantation through the Middle Fossa Approach: A Review of Related Temporal Bone Studies and Reported Cases. Int Arch Otorhinolaryngol 2017;102-8.
17. Carfrae MJ, Foyt D. Intact meatal skin, canal wall down approach for difficult cochlear implantation. J Laryngol Otol 2009;123:903-6.
18. Casserly P, Friedland PL, Atlas MD. The role of subtotal petrosectomy in cochlear implantation. J Laryngol Otol 2016;130(Suppl. S4):S35–S40.
19. Hamerschmidt R, et al. Local anesthesia for cochlear implant surgery: a possible alternative. Braz J Otorhinolaryngol 2010;76(5):561-4.
20. Balkany T, Bird PA, Hodges AV, Luntz M, Telischi FF, Buchman C. Surgical technique for implantation of the totally ossified cochlea. Laryngoscope 2009;108:988-92.
21. Cohen NL. Cochlear implant soft surgery: Fact or fantasy?. Otolaryngol Head Neck Surg 1997;117(3):216-41.
22. Karatas E, Aud MD, Baglam T, Durucu C, Baysal E, Kanlikama M. Intraoperative electrically evoked stapedius reflex thresholds in children undergone cochlear implantation: round window and cochleostomy approaches. Int J Pediatr Otorhinolaryngol 2011;75(9):1123-6.
23. Roland PS, Wright CG, Isaacson B. Cochlear implant electrode insertion: the round window revisited. Laryngoscope 2007;117(8):1397-402.

24. Hamerschmidt R, Mocellin M, Wiemes G, Schuch LH. Comparison of neural telemetry in cochlear implant surgery by cochleostomy or by the round window. Intern Arch Otorhinolaryngol 2012;16:17.
25. Bento RF, et al. Tratado de implante coclear e próteses auditivas implantáveis. Rio de Janeiro: Thieme; 2014. 506p.
26. Richard et al. Round Window versus Cochleostomy Technique in Cochlear Implantation: Histological Findings. Otol Neurotol 2012 Sep;33(7):1181-7.
27. Francis HW, Niparko JK. Cochlear implantation update. Pediatr Clin North Am 2003;50(2):341-61.
28. Messersmith JJ, Entwisle L, Warren S, Scott M. Clinical Practice Guidelines: Cochlear Implants. J Am Academy Audiol 2019;30(10):827-44.
29. Duret S, Guigou C, Grelat M, Bozorg-Grayeli A. Minimally Invasive Cochlear Implantation Assisted by Intraoperative CT Scan Combined to Neuronavigation. Otology & Neurotology 2020;41(4):e441–e448.
30. Fitzpatrick EM, Jacques J, Neuss D. Parental perspectives on decision-making and outcomes in pediatric bilateral cochlear implantation. Int J Audiol 2011;50(10):679-87.
31. Messersmith JJ, Entwisle L, Warren S, Scott M. Clinical Practice Guidelines: Cochlear Implants. Journal of the American Academy of Audiology 2019;30(10):827-44.
32. Messersmith JJ, Entwisle L, Warren S, Scott M. Clinical Practice Guidelines: Cochlear Implants. J Am Academy Audiol 2019;30(10):827–844. doi:10.3766/jaaa.19088.
33. Beto RF, et al. Tratado de implante coclear e próteses auditivas implantáveis. Rio de Janeiro: Thieme; 2014. 506 p.; 430 il.; 30,5 x 23 cm. Inclui referências bibliográficas.
34. Messersmith JJ, Entwisle L, Warren S, Scott M. Clinical Practice Guidelines: Cochlear Implants. J Am Academy Audiol 2019; 30(10):827-44.
35. Hamerschmidt R, Wiemes GRM, Carvalho B. Intraoperative Neural Response Telemetry and Neural Recovery Function: a comparative Study between Adults and Children. Intern Arch Otorhinolaryngol (print) 2014;1:1-89.
36. Hamerschmidt R, et al. Local anesthesia for cochlear implant surgery: a possible alternative. Braz J Otorhinolaryngol 2010;76(5):561-4.

ÍNDICE REMISSIVO

A
Abordagem
  pela fossa média, 14
  suprameatal, 14
  transcanal, 13
Anestesia
  custo de uma, 3
  de baixo risco, 34
  local, 1, 6
    com lidocaína, 6
    infiltração, 6
    sintomas, 3
  ponto fundamental, 1
  reversão da, 5
Aparelho auditivo, 1
Aparelho de amplificação sonora
  individual, 1

B
Broqueamento, 12
  da cirurgia, 22
  do nicho
    da janela redonda, 18

C
Cocleostomia, 18
Critérios para indicação de implante
  coclear, 2
Curativo, 29
  permanência, 29

E
Eletrococleografia, 21
Eletrodos
  inserção dos, 23
Espinha suprameatal
  de Henle, 12
Estimulação
  elétrica
    do nervo auditivo, 1

F
Fonoterapia, 3

H
Henle
  espinha suprameatal de, 12

I
Implante coclear, 1
  anestesia, 2
    local, 6
  broqueamento do nicho
    da janela redonda, 18
      passo 5, 19
  colocação da unidade interna
    e inserção dos eletrodos, 20
      passo 6, 23
  componentes, 1
  composição, 1
  curativo, 29
  definição, 1
  função rudimentar, 1
  incisão retroauricular, 10, 11
    passo 2, 11
  marcação da pele, 8
    passo 1, 9
  mastoidectomia, 12
    simples, 13
      passo 3, 15
  monitoração do nervo facial, 7
  objetivo, 1
  possibilidade, 1
  primeira cirurgia de, 1
  protocolos de indicação, 2
  resultado do, 2
  sedação, 5
  segmento pós-operatório, 29
  sutura, 24
    e curativo, 25
      passo 7, 25

técnica cirúrgica, 2
testes neurais intraoperatórios, 26
timpanotomia
  posterior, 16
    passo 4, 17
tricotomia, 6
unidade interna, 1

J
Janela redonda
  broqueamento
    do nicho da, 18, 19

L
Local
  anestesia, 1, 3, 6

M
MacEwen
  triângulo de, 12
Mastoidectomia, 12
  com cavidade aberta, 14
  irrigação na, 12
  pontos de referência, 12
  simples, 13, 15

N
Nervo
  auditivo, 1
    estimulação elétrica do, 1
  facial, 7
    monitoração do, 7

O
Otorrinolaringologista
  médico, 3

P
Pele
  marcação da, 8
    do local da incisão, 9

Perda auditiva
  gravidade da, 1
Petrosectomia, 14
Ponta da mastoide, 12

R
Reflexo estapediano
  limiar do, 27
  presença do, 27

S
Sedação, 5
  drogas utilizadas, 5
  reversão da, 5
Sutura, 24
  benefícios da, 24
  e curativo, 25
  execução da, 24
  implantação bilateral, 24

T
Telemetria
  estímulo elétrico da, 4
  neural
    de impedância, 26
    de resposta, 27
    intraoperatória, 3, 4
Testes neurais
  intraoperatórios, 26
    realizados na sala de cirurgia, 26
    telemetria de impedância, 26
Timpanotomia
  posterior, 16, 17
    definição, 16
Triângulo de MacEwen, 12
Tricotomia, 6
  retroauricular, 6

U
Unidade interna
  colocação da, 20
    inserção dos eletrodos, 20

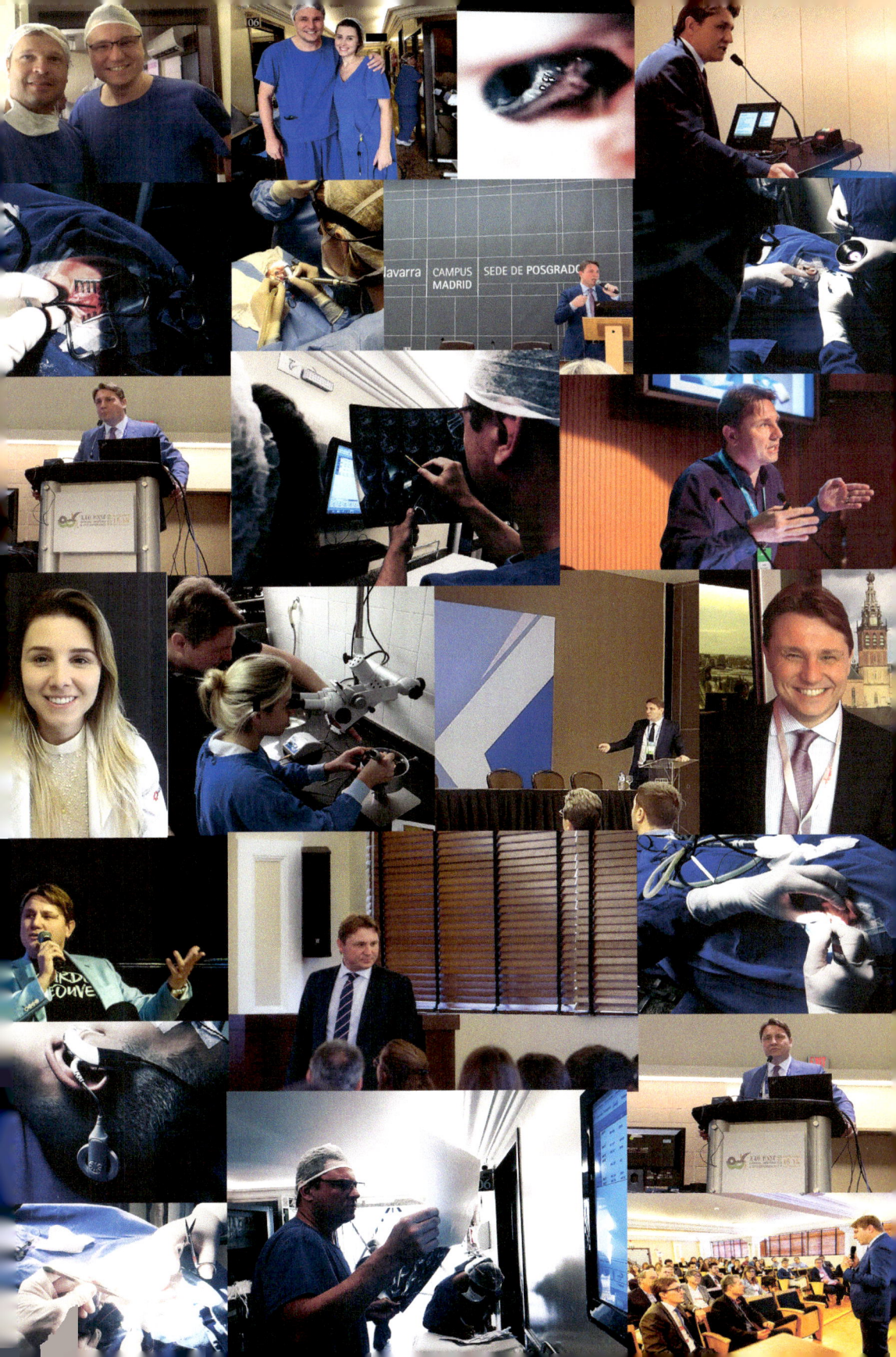